AF496384

DU CHOLÉRA CONTAGIEUX,

DES

MOYENS SURS DE GUÉRIR CETTE MALADIE

DANS TOUS SES DEGRÉS ET DANS TOUTES SES MODIFICATIONS,

ET DES MESURES DE SURETÉ

QU'ON PEUT RAISONNABLEMENT OPPOSER A SA PROPAGATION.

PAR F. F. REUSS,

Docteur en médecine de la Faculté de Tubingen, Professeur émérite de l'Université impériale de Moscou, Professeur de chimie et de pharmaco-synthèse à l'Académie impériale médico-chirurgique, Président de la Société physico-médicale de l'Université, Conseiller d'État, Chevalier de l'ordre de Saint-Anne, etc.

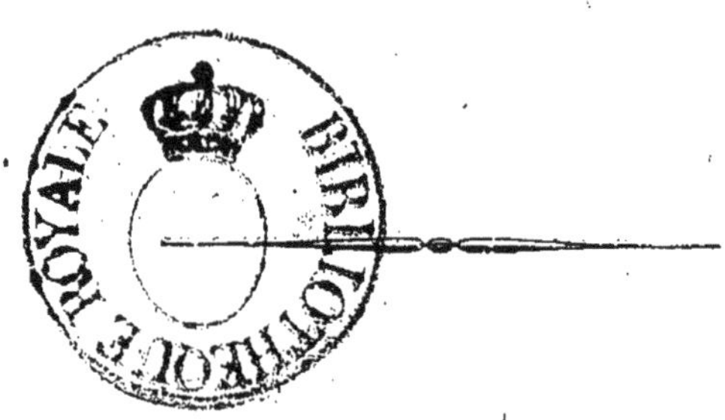

PARIS.

CHEZ TREUTTEL ET WÜRTZ, RUE DE LILLE, N° 17;

A STRASBOURG, même maison de commerce;

A LONDRES, chez TREUTTEL ET WÜRTZ, et RICHTER, 30, Soho Square.

1833.

IMPRIMERIE DE MARCHAND DU BREUIL,
rue de la Harpe, n° 90.

DU CHOLÉRA
CONTAGIEUX.

Depuis l'invasion du choléra en Europe, dans l'automne de 1830, je me suis imposé le devoir de me vouer exclusivement à l'étude de cette maladie. Je l'ai étudiée dans les observations nombreuses publiées par les autorités et les médecins anglais de l'Inde; j'ai observé son cours près du lit des malades, tant dans ma propre maison et dans celles de nos connaissances, que dans les hôpitaux temporaires de Moscou; j'ai puisé des informations dans différens endroits de l'empire russe, et j'ai eu recours aux principaux ouvrages qui viennent de paraître en Russie, en Pologne, en Allemagne et en Angleterre. J'ai trouvé que les phénomènes que le cours de cette maladie nous présente répandent assez de lumières sur sa nature pour que nous puissions tracer le plan d'un traitement convenable à tous ses degrés et à toutes ses modifications, et que des expériences plus ou moins heureuses, faites en différens temps et en divers lieux, nous indiquent des moyens sûrs pour réussir dans presque tous les cas.

Je me suis hâté de publier les principaux faits que j'ai recueillis, avec les conclusions que j'en ai tirées, dans un ouvrage intitulé : *La Nature et le Traite-*

ment de tous les degrés et de toutes les modifications du choléra contagieux, démontrés par un choix de cas et de faits décisifs. Mais je n'aurais que faiblement satisfait à mes obligations envers mes contemporains, si je ne tâchais de faire tout ce qui dépend de moi pour répandre les vérités importantes que je crois avoir découvertes, avec plus de rapidité que ne le comporte la publication de l'ouvrage volumineux que je viens de livrer à l'impression.

Je n'offre donc, dans cet Avis, que les résultats principaux de mes recherches, espérant que le bon sens des uns en apercevra la vérité, et que le zèle charitable des autres les engagera à essayer le traitement que je propose.

Je ne présente ni mon opinion particulière, ni les résultats seuls de mes propres expériences, mais les traits réunis des vérités que j'ai rencontrées chez un grand nombre d'auteurs, et surtout dans bien des centaines de cas, que mentionnent les ouvrages publiés sur cette maladie, ou que décrivent les journaux des hôpitaux temporaires de Moscou, qui m'ont été communiqués par mes amis. J'ai examiné, comparé et étudié avec soin tous ces cas, afin d'en déduire des conséquences pratiques. Les plus instructifs et les plus convaincans d'entre eux se trouvent insérés dans l'ouvrage que je viens de livrer à l'impression. Or, si j'ai eu le bonheur d'acquérir, par mes études, des points de vue utiles à la pratique, et si j'ai réussi à trouver une méthode sûre de guérir le choléra, j'en suis redevable à ceux dont les observations et les expériences ont servi à m'éclairer [1]. Et, je le répète, ce n'est pas une opinion

[1] J'avoue même que du temps de l'épidémie de Moscou j'étais en partie imbu des erreurs qui sont la cause du peu de succès qu'on a ob-

particulière que j'émets, ni une théorie nouvelle que je prétends établir, mais je ne cite que des faits qui, observés bien des fois, avérés d'une manière authentique, et soutenus les uns par les autres, sont liés entre eux et cimentés par la vérité constante et assurée.

1. Le choléra est un empoisonnement. Le poison qui le produit naît dans le corps de ceux qui en sont attaqués; et ainsi que tous les autres poisons contagieux, il a la propriété de se multiplier dans le corps des malades [1]. Il se communique, de même que la plupart des poisons qui engendrent des maladies contagieuses, tant au moyen de l'air qui entoure les malades, les convalescens et les morts, qu'au moyen de leurs habits, de leur argent et d'autres effets, de même que par l'attouchement. Mais le poison qui est produit par différens malades n'a pas la même force morbifique, et la disposition de différens individus à en être affecté est aussi très-différente. C'est de cette double cause que proviennent toutes les singularités et les contradictions apparentes que nous remarquons dans la marche, dans les progrès et dans les effets de cette contagion La cause de la maladie.

tenu dans le traitement de cette maladie, et que je n'ai pu sauver tous les malades que je me suis chargé de traiter; c'était cette impuissance si inquiétante de l'art même qui m'a poussé à entreprendre une recherche aussi longue et aussi pénible.

[1] Je crois qu'il est permis de se servir des termes « poison contagieux » et « principe de contagion » comme de termes synonymes. Outre cela, il me semble que l'on peut donner le nom de poison à la cause morbifique du choléra, non seulement à cause de la ressemblance de ses effets avec ceux de plusieurs poisons, mais encore parce que cette cause, soumise aux lois générales de la contagion, réside certainement dans une matière qui émane du corps des malades, et parce qu'elle a la propriété distinctive des poisons, en attaquant la vie avec violence, quoiqu'elle soit réduite à une fort petite dose.

en différens temps, en divers lieux et sur différentes personnes. Il est surtout important d'observer que l'état de l'atmosphère a, dans cette maladie, une influence semblable sur l'une et l'autre de ces causes, comme dans toutes les autres épidémies contagieuses. Il paraît qu'une constitution de l'atmosphère, opposée à celle qui produit des maladies inflammatoires, favorise singulièrement la contagion du choléra et la production d'un poison plus virulent dans le corps des malades. C'est ce que les observations intéressantes du docteur Seidlitz, faites sur une très-grande échelle à Saint-Pétersbourg, nous démontrent. Les miasmes ou malaria qui engendrent les fièvres intermittentes et rémittentes, la dyssenterie et d'autres maladies semblables, sont également favorables à cette contagion.

Les effets de la cause morbifique.

2. Le poison du choléra pénètre dans le corps principalement par l'absorption pulmonaire et cutanée. Il agit en premier lieu sur le sang, qui devient, par son influence, noir, épais, et disposé à se coaguler plus promptement en masse. Ce qui paraît indiquer que, comme la plupart des substances médicamenteuses et vénéneuses, le principe morbifique de cette contagion commence avant tout par s'introduire dans le sang. Le système nerveux en est affecté d'une manière analogue à l'effet qu'y produisent les poisons narcotiques. L'accablement subit des forces musculaires, le ralentissement et l'affaiblissement du pouls, le froid des extrémités, la stagnation du sang dans les veines capillaires de la peau, les défaillances et l'état soporeux qui surviennent dans une attaque de choléra entièrement développé, sont l'effet de l'influence combinée de la cause morbifique sur le sang et sur le système ner-

veux en général ; tandis que les nausées, les angoisses, l'oppression à la poitrine, la voix altérée et même éteinte, prouvent que le poison dirige fort souvent ses effets principalement sur les parties qui se trouvent sous l'influence de la huitième paire des nerfs cérébraux (par Vagum).

La réaction vitale contre la cause morbifique. Le demi-choléra.

3. Mais, quelque grande que soit l'influence délétère de ce poison, la nature a beaucoup de moyens à sa disposition pour prévenir, combattre et anéantir ses effets. Le maximum de la force contagieuse du choléra dans les circonstances qui lui sont les plus favorables, comme lors du passage de la ligne par un équipage nombreux, ne s'est point élevé au-delà de quatre dixièmes des individus renfermés dans l'espace rétréci du vaisseau. Cela provient de ce que la force vitale des personnes jouissant d'une santé parfaite élimine le poison au moyen des excrétions naturelles, et principalement au moyen de celle de la peau, à mesure qu'il pénètre dans le sang, en sorte qu'on ne s'aperçoit d'aucun de ses effets morbifiques. Mais lorsqu'une cause quelconque, par exemple un exercice forcé ou immodéré des actions mentales ou corporelles, empêche les forces vitales d'agir contre le poison qui s'est introduit dans le corps, lorsque les sécrétions naturelles, au moyen desquelles le poison doit être éliminé, sont arrêtées ou restreintes, ou lorsqu'en général la force morbifique n'est pas contrebalancée par la force conservatrice de la vie, alors la présence de cette puissance ennemie se manifeste par des incommodités plus ou moins sensibles, par des embarras qui empêchent le libre exercice des fonctions de la vie ; on ressent un manque d'appétit, on éprouve une sensation pénible au creux de l'estomac, semblable

quelquefois à celle d'un poids qui vous oppresse; la digestion est parfois gênée, et parfois si rapide que la faim se fait sentir derechef peu de temps après le repas, et des dérangemens ont lieu dans le bas-ventre; on a des selles liquides, la diarrhée, ou bien des envies inutiles d'aller à la selle, une sensation de pression dans le bas-ventre ou aux reins, des borborysmes, etc. Mais en été on est incommodé principalement par une soif continuelle extraordinaire, et par une transpiration excessive. Le sommeil est troublé par des songes désagréables et pénibles; on ressent une lassitude générale, une faiblesse dans la tête, une tension spasmodique dans les parties musculeuses, et surtout dans celles des jambes; on est triste, de mauvaise humeur, les pieds sont froids; on éprouve des battemens de cœur, une pesanteur et des douleurs à la tête. Un degré encore plus éminent de l'influence funeste de ce poison morbifique se manifeste par une physionomie inquiète et abattue, par des douleurs dans la partie inférieure de la poitrine, par des maux de tête, des vertiges, une peau froide et visqueuse, des nausées, des renvois, une langue blanche et froide. Cependant tous ces symptômes ne constituent pas encore une attaque du choléra parfait, et il serait convenable de donner le nom de *demi-choléra* à une réunion plus ou moins complète de ces symptômes, comme on parle d'une demi-ivresse, pour la distinguer de la crapule absolue. Ce demi-choléra est fort commun partout où cette épidémie exerce ses ravages; et il n'y a que peu de personnes qui en soient entièrement libres. Chacun souffre plus ou moins. Quelques-uns éprouvent même des incommodités toutes différentes de celles que je viens de décrire, comme des affections de poitrine, une toux spasmodique, des points de côté, etc.; car le virus contagieux attaque plus facilement les parties déjà souffrantes du corps, et celles qu'une maladie précédente a préalablement affaiblies; aussi ne se trompera-t-on guère en attribuant, pendant le règne du choléra, à l'influence de cette contagion, toutes les affections extraordinaires dont la cause est inexplicable.

Le traitement du demi-choléra.

4. Ceux qui se trouvent incommodés par les symptômes du demi-choléra sont moins exposés à éprouver une attaque subite du choléra parfait, supposé qu'ils ne contrarient pas la marche de la nature, mais qu'ils secondent la réaction salutaire qu'elle excite contre la cause morbifique. Cet état n'exige que du repos et une attention scrupuleuse à entretenir la transpiration. En été, les symptômes du demi-choléra disparaissent souvent d'eux-mêmes par la sueur abondante que produit la chaleur; et l'on fait bien de maintenir cette transpiration par des boissons délayantes que l'ardeur de la soif fait désirer. Si cependant la transpiration ne dissipe pas bientôt les incommodités que l'on éprouve, *il faut prendre sans délai un émétique de 20 grains d'ipécacuanha*, afin de produire des vomissemens et des déjections bilieuses [1]. En ouvrant ainsi toutes les issues par lesquelles la nature peut rejeter l'ennemi qui s'est introduit dans le corps (car l'émétique est en même temps l'un des plus puissans sudorifiques),

[1] Quoique la transpiration éloigne d'abord, et dans un grand nombre de cas, le poison morbifique, cependant il arrive assez souvent qu'une personne se ressente de plusieurs symptômes de la maladie, et qu'elle éprouve même une attaque complète de choléra, nonobstant que le corps se trouve en pleine transpiration, ce qui provient principalement de ce que le sang, dans ce cas, est déjà trop altéré par l'effet du poison, pour que la transpiration seule puisse le remettre assez dans son état

on effectue immédiatement un parfait rétablissement de la santé, et le virus contagieux n'est presque plus à craindre pendant tout le cours de l'épidémie présente. On peut dissiper de cette manière presque toutes les maladies contagieuses et miasmatiques, ainsi que la plupart des empoisonnemens, sans en excepter la morsure des serpens et celle même des animaux enragés. C'est principalement le docteur Lerche, à Saint-Pétersbourg, qui a éprouvé l'excellent effet de cette pratique dans le choléra, d'abord sur lui-même, d'après le conseil du docteur Weisse, et ensuite sur un grand nombre de malades attaqués du demi-choléra.

Lorsque la transpiration ne s'établit pas par l'effet de la puissance médicatrice de la nature et par la chaleur de la saison, ce qui arrive surtout en automne et au printemps, il faut tâcher de la provoquer par des boissons chaudes et diaphorétiques, telles que le thé, le café, les infusions des fleurs de tilleul, de sureau et de menthe poivrée, avec ou sans addition d'une petite portion de bon vieux vin, de cognac, de rhum ou de gouttes d'Hoffman; et il faut prendre soin d'entretenir non seulement la transpiration, mais aussi la réaction secrète de la nature, en prenant du repos et en se couchant dans un lit bien chaud.

Si cependant les symptômes du demi-choléra deviennent fort inquiétans, si l'on a des motifs pour

naturel. Mais si la sécrétion de la bile vient à l'appui de cette dernière, le vice qui avait commencé à s'établir dans le corps en est vite éloigné; le foie étant le grand réparateur de tous les dérangemens qui ont pris racine dans le sang. C'est par cette raison que l'émétique, qui agit en premier lieu, et immédiatement sur cette fonction si importante, est si bienfaisant dans toutes les époques du choléra épidémique, de même que dans plusieurs autres maladies de ce genre.

craindre une attaque violente de cette maladie, et surtout si l'on ne peut se livrer au repos et au sommeil, ni exciter la transpiration, *il faut nécessairement avoir recours à l'émétique.* Dès que le mal de cœur commence à se faire sentir, il faut seconder l'action de l'émétique avec de l'eau tiède. Si on parvient à évacuer la bile en abondance, la force du mal se trouvera certainement vaincue; et si les incommodités qu'on ressent ne cessent point par l'effet de l'émétique, on doit prendre le lendemain un purgatif d'une demi-once de feuilles de séné et d'une once de sulfate de magnésie (ou sel amer) infusées avec six onces d'eau bouillante, et adoucies à volonté par du sucre ou du miel; on prendra, par demi-tasse, cette infusion, jusqu'à ce que son effet laxatif se fasse sentir. Ensuite on fera bien de provoquer et d'entretenir, par les moyens mentionnés ci-dessus, une transpiration légère ou même insensible.

On n'a rien à redouter de l'effet de l'émétique pour les *femmes enceintes;* au contraire, plus elles se hâteront de se débarrasser du poison qui menace autant la vie de l'enfant que celle de la mère, plus elles seront sûres de conserver l'enfant qu'elles portent dans leur sein.

Le meilleur *remède contre la diarrhée* opiniâtre, qui accompagne souvent le demi-choléra, et qui en est quelquefois le symptôme principal, est un laxatif hépatique, par exemple, un gros de carbonate de magnésie, mêlé avec un scrupule de rhubarbe, ou une once d'huile de ricin, à prendre chaque matin. En même temps on doit tâcher d'entretenir la transpiration au moyen des remèdes que nous avons déjà indiqués.

Le choléra complet.

5. Lorsque la cause morbifique prend un ascendant dangereux pour l'existence de l'individu, alors un combat des plus forts s'engage entre cette cause et le principe de la vie. C'est ce combat que nous nommons *choléra complet.* Tous les phénomènes de ce combat nous démontrent qu'il est une conséquence de la multiplication du poison contagieux dans le sang, et de son action funeste sur ce fluide. La nature alors ne tâche plus de rejeter son ennemi par la surface du corps; ses efforts reçoivent une autre direction; tout le sang se retire dans l'intérieur, dans la cavité du ventre; il s'y établit une sécrétion aqueuse, qui, mêlée de flocons fibreux, suinte de toute la surface intérieure de l'estomac et de l'intestin grêle, avec une rapidité d'autant plus grande que le danger est plus imminent; et si la nature n'est pas trop opprimée par l'effet du poison, elle se hâte de rejeter cette matière d'une manière extraordinaire, par le vomissement et la diarrhée. La vie semble devoir bientôt succomber dans ce combat; car les évacuations se succèdent sans discontinuer, les forces du malade semblent s'épuiser toujours de plus en plus, la face devient hideuse, la surface du corps glacée, le pouls insensible, la voix éteinte, et souvent des spasmes douloureux viennent encore augmenter ses souffrances. Mais si on laisse un libre cours à ces évacuations naturelles, si l'on vient à leur appui, et si on les facilite par des boissons tièdes, chaudes ou froides, selon que l'instinct de la nature les exige ou les favorise, les évacuations deviennent peu à peu moins abondantes et moins fréquentes, la chaleur commence à renaître sur la surface du corps, des sueurs partielles se présentent; et si la nature parvient à effectuer, de son

propre chef ou à l'aide de remèdes convenables, une sécrétion assez copieuse de bile, le mal se dissipe presque aussi rapidement qu'il s'était établi dans le corps.

Or le vomissement et la diarrhée ne constituent pas la maladie, ce sont plutôt les moyens dont la nature se sert pour éliminer et le poison morbifique et les humeurs que son influence funeste a corrompues. Nous observons la même chose dans les individus qui prennent une quantité prodigieuse de vin; celui qui vomit en abondance ne court aucun danger: un bon sommeil le débarrasse de l'ivresse; mais celui qui tombe sans avoir rien rendu court le risque de ne plus se relever, s'il n'est promptement secouru. L'analogie entre les effets produits par l'abus du vin et entre ceux du poison cholérique est bien sensible [1].

Le traitement du choléra froid dans les cas fort dangereux.

6. Lorsqu'un malade ne vomit et n'évacue que fort peu, et qu'en même temps son abattement, sa faiblesse, son inquiétude, ou son indifférence et son

[1] Je sais que plusieurs praticiens de notre temps se laisseront difficilement persuader pour reconnaître l'utilité des évacuations naturelles de cette maladie. Ils aimeront à s'appuyer sur leurs expériences faites sur le choléra européen ou sporadique, qu'on traite maintenant, et à ce qu'on prétend, avec succès avec de l'opium, qui certainement ne favorise pas les évacuations. Mais les observations sur lesquelles se fonde leur opinion ne sont nullement exactes sous ce rapport. Il est vrai que dans le choléra sporadique l'opium n'est point nuisible, qu'il semble même faire du bien au malade, lorsqu'on le donne après que les évacuations naturelles ont duré assez long-temps, parce qu'alors la nature ayant déjà satisfait au besoin de ces évacuations, elles peuvent être interrompues sans aucun danger; mais si on voulait les arrêter dès le commencement de la maladie, en faisant prendre de l'opium, on causerait certainement beaucoup de mal. Je m'appuie sur l'autorité du grand Sydenham, qui dit : « qu'une expérience multipliée lui a fait reconnaître qu'en arrêtant les évacuations dès le commencement de la maladie par un narcotique, on retient l'ennemi dans les entrailles, et on excite un combat intérieur qui certainement doit coûter la vie au malade. »

impassibilité, accompagnés d'assoupissement, etc., sont fort grands, sa vie se trouve dans un imminent danger, et il faut sans délai lui donner deux scrupules (40 grains) de poudre d'ipécacuanha. Si, au bout de 10 ou 15 minutes, il n'a point encore vomi, il faut réitérer cette même dose, dans l'intervalle d'un quart d'heure, deux, trois, quatre fois et même plus, jusqu'à ce qu'on soit parvenu à le faire vomir. Dans les cas les plus dangereux il faut même commencer par donner quatre scrupules d'ipécacuanha, et répéter cette dose chaque dix minutes, jusqu'à ce que le vomissement ait commencé. On n'a rien à redouter de la quantité de poudre émétique qui s'amasse alors dans l'estomac; elle ne peut lui nuire aussi long-temps qu'elle ne fait pas vomir le malade, et, dès que le vomissement s'est établi, elle est rejetée aussitôt, et ne peut donc plus faire de mal. On a parfois donné jusqu'à dix-huit scrupules en cinq doses dans l'espace d'une heure à peu près, et l'on est parvenu à sauver ainsi des malades du salut desquels on avait désespéré[1]. Mais il ne suffit pas que le malade vomisse, *il faut nécessairement lui faire vomir de la bile jaune, verte ou noirâtre.* Tant que l'émétique ne fait évacuer que la matière aqueuse et blanchâtre propre à cette maladie, on n'a encore rien ou du moins très-peu fait pour sauver le malade si dangereusement empoisonné; il faut en conséquence lui faire avaler, après chaque vomissement de matières aqueuses ou glaireuses, une nouvelle dose de deux scrupules d'ipécacuanha, jusqu'à ce qu'on soit parvenu à lui faire rendre de la bile. Ce

[1] Les médecins peuvent se servir avec un égal avantage, dans la plupart des cas, de la dissolution du tartre émétique, ou de sa combinaison avec l'ipécacuanha; mais cette dernière convient mieux à l'usage général.

n'est qu'alors qu'il se sentira soulagé, que ses angoisses, son inquiétude et le froid des extrémités se dissiperont, que le son de sa voix se fera entendre; et bientôt après il commencera à transpirer, il s'endormira, et en se réveillant il se sentira entièrement soulagé. On lui fera prendre alors le *laxatif* déjà indiqué, composé de séné et de sulfate de magnésie, afin d'entretenir l'évacuation de la bile, et d'éliminer ainsi le reste de matières morbifiques que son corps peut retenir. Ensuite il pourra user d'un bon vieux vin, délayé avec beaucoup d'eau, et d'une nourriture légère pour se fortifier; et s'il se tient chaudement et tranquillement, il se sentira parfaitement rétabli au bout de trois, cinq ou sept jours tout au plus.

C'est seulement ainsi que nous pouvons sauver des malades si gravement attaqués. Si, au lieu de cela, on travaille à soutenir ou à exciter leurs forces vitales qu'opprime le poison par des doses grandes ou petites d'un esprit quelconque, par du camphre, du musc, ou par d'autres cordiaux qu'on leur fait avaler; si on tâche de rétablir l'action de la peau par des bains de vapeurs, par des frictions irritantes, par des vésicatoires, et même par le moxa ou l'alcool enflammé, on ne fait, dans la plupart des cas, qu'accélérer la mort du malade, comme des milliers de funestes essais nous l'ont prouvé. Le poison, dans des cas aussi graves, s'est multiplié à l'excès dans le corps; non seulement il s'est enraciné dans le sang dont il a altéré la constitution, mais il a attaqué déjà la vitalité des organes principaux, du cœur et du cerveau; et ce n'est qu'en ouvrant avec force toutes les voies par lesquelles la nature peut l'expulser qu'on réussit à sauver la vie. Il est donc indispensable d'obliger la nature d'achever, dans l'espace de quelques quarts d'heure, la sécrétion aqueuse et fibreuse de l'estomac et des intestins, et de la forcer à évacuer la bile et à établir la transpiration cutanée, et c'est l'émétique seul qui peut produire cet effet [1].

[1] Les médecins de l'antiquité et Sydenham s'en sont tenus à cette seule méthode curative, et n'en ont point recommandé d'autres, et je ne sais quelle erreur a pu porter la plupart des médecins modernes à employer des méthodes qui lui sont directement opposées. Il est vrai que les anciens, et Sydenham, intimidés sans doute par les grands efforts de la nature pour sauver la vie au moyen des évacuations cholériques, n'ont hasardé de se servir que de l'évacuant le plus innocent, qui est l'eau tiède ou froide; et l'exemple, dont Hippocrate fait mention, d'une guérison opérée par le vomissement artificiel par l'hellébore et l'eau aux lentilles, était trop isolé pour pouvoir détruire un préjugé si naturel et si généralement répandu, soutenu en outre par l'effet heureux obtenu si souvent par l'usage du narcotique dont nous avons déjà parlé plus haut. Les premières observations sur l'heureux effet de l'émétique dans les cas les plus dangereux du choléra contagieux ont été communiquées, en 1818, par le capitaine Sykes, à Ponderpoor. Dans un rapport adressé au docteur Milho, chirurgien en chef, il fait mention de cinq cas de choléra apoplectique, survenus dans son camp; c'étaient des hommes qui avaient toute l'apparence de se bien porter, qui étaient tombés subitement en perdant connaissance. Trois d'entre eux furent sauvés, et guéris dans l'espace de deux jours par une saignée, à laquelle on fit succéder un émétique et un laxatif; les plus fortes frictions ne purent faire couler le sang chez le quatrième de ces malades, qui mourut dans l'espace de huit heures, sans qu'on ait pu parvenir à lui faire avaler quelque chose; et le cinquième ne fut pas saigné, et mourut en peu d'heures. Le docteur Kennedy, au Bengale, qui a publié des observations fort judicieuses sur cette maladie, et un traitement convenable dans beaucoup de cas, donne avec justice tant de prix à ces observations, qu'il regrette qu'elles n'aient point été détaillés par un médecin, ce qui lui aurait, à ce qu'il dit, sûrement épargné la peine de composer son livre. En 1821, le médecin Boyle, après avoir observé à bord du vaisseau de ligne *Minden*, à la station de Trincomalec, le succès si généralement mauvais de la méthode ordinaire, dirigea son attention sur les nausées et sur l'envie continuelle de vomir, qui lui parurent devoir indiquer un effort de la nature pour se délivrer d'un mal extraordinaire; et en considérant l'obstruction constante des voies biliaires qu'on observe

7. Lorsque le virus contagieux attaque subitement et avec une telle violence le système nerveux, que le malade perd connaissance, et ne peut plus rien avaler, ou lorsque, dans une époque avancée de la maladie, les plus fortes doses d'ipécacuanha

Le traitement du choléra apoplectique et paralytique.

dans tous les cas funestes, les suites heureuses du libre écoulement de la bile, et enfin l'effet salutaire que l'émétique doit produire sur le système vasculaire si dérangé dans cette maladie, il se résolut à faire l'essai de ce remède si efficace. Les cas qu'il a publiés dans son ouvrage (recommandé à l'attention générale par l'auteur du livre si répandu touchant l'influence des climats tropiques sur les Européens) sont propres à détruire l'ancien préjugé : que l'émétique doit augmenter l'agitation qu'on éprouve dans cette maladie, et ne peut qu'ajouter de nouveaux dérangemens à ceux qui troublent déjà le malade; car ses expériences ont eu un résultat tout différent : les petites doses avec lesquelles il a commencé, et même une dose de cinq grains de tartre émétique, n'ayant produit aucun effet sensible, il a dû avoir recours à l'ipécacuanha pour faire vomir le malade; par ce moyen il a obtenu un heureux succès, le calomel achevant de compléter la guérison. Parmi les médecins de l'établissement de Madras, MM. Stokes, Neilson, et le docteur England, se sont distingués par un heureux emploi de l'émétique. M. Neilson n'a perdu que deux malades de quatorze, auxquels il a fait prendre un grain de tartre émétique par chaque demi-heure, jusqu'à ce qu'ils aient commencé à vomir librement, en continuant de leur donner ensuite des doses plus petites et seulement nauséabondes, afin de continuer cet effet jusqu'à ce que tout mauvais symptôme ait disparu, et en leur faisant prendre le lendemain un laxatif de jalap et de calomel, ou de séné avec un sel neutre. M. Barton a guéri quatre-vingt-sept individus sur le nombre de cent trente-trois malades, en leur donnant un grain de tartre émétique avec cinq grains de calomel, d'abord chaque dix ou quinze minutes, et puis dans un intervalle d'une ou de deux heures, selon l'urgence plus ou moins grande des cas, en étanchant leur soif par une faible dissolution de sulfate de soude ou de magnésie. Un cas rapporté par le docteur England peut servir à faire voir l'effet bienfaisant de ce remède dans des cas désespérés. Un militaire indien, ayant une forte attaque du choléra spasmodique, ayant été saigné, avait pris de l'opium de différentes manières, et tous les autres secours ordinaires avaient été mis en usage; mais vers la huitième heure de l'attaque, la plupart des symptômes qui présagent une mort prochaine se présentèrent, et le docteur désespéra de la vie du malade. Il commença alors à lui donner chaque cinq minutes un tiers de grain de tartre émétique, et à lui faire boire en même temps une quantité de lait chaud.

ne font plus d'effet sur le malade, qui, gisant et assoupi, n'a plus ni pouls ni chaleur, *alors on doit avoir recours à l'affusion froide.* Il faut déshabiller à la hâte le malade, le coucher sur un lit de sangle, sur un banc, sur des planches ou sur la terre même,

Au bout de quarante minutes, le malade ressentit de fortes nausées, et commença à vomir de temps en temps. Alors on cessa l'émétique, en continuant de lui donner du lait. Dans l'intervalle d'une heure la physionomie cadavérique du malade se trouva reprendre la vie, et il se rétablit peu à peu. Le docteur Kennedy rapporte aussi plusieurs cas du choléra apoplectique, qu'il a guéri par la saignée et par l'émétique; mais dans le choléra épidémique ordinaire il n'a fait que seconder les évacuations naturelles par des quantités d'eau chaude qu'il faisait avaler aux malades, et par de l'huile de ricin qu'il leur faisait prendre après que le vomissement avait discontinué : il assure avoir obtenu des succès fort heureux par cette méthode. A Moscou, les docteurs Keir et Heimann ont fait quelques essais avec l'émétique; et les cas que ces deux amis ont bien voulu me communiquer, et dont j'ai donné le détail dans mon ouvrage, confirment l'utilité de ce remède. Le docteur Lerche, qui, comme nous l'avons dit, a fait un emploi si heureux de ce même moyen dans le demi-choléra, ne fut arrêté que par des vues théoriques en n'en faisant point un usage plus étendu dans le choléra parfait, qu'il a traité de préférence par la méthode dérivative, diaphorétique et calmante. Je ne dois pas non plus dissimuler que les autres praticiens que je viens de citer ont aussi été empêchés par les théories ordinaires de se servir de ce moyen d'une manière assez énergique et assez décisive pour en obtenir tout le bien qu'il peut effectuer. Car il ne s'agit pas d'interrompre ainsi la sécrétion aqueuse du canal alimentaire, en y produisant une irritation contraire, ou d'ouvrir seulement les conduits biliaires, et d'effectuer un changement quelconque dans l'état du système vasculaire; mais il s'agit d'éliminer tout d'un coup, dans les cas les plus graves, le poison contagieux qui s'est accru dans le sang d'une manière effrayante, de désinfecter par là les organes vitaux qui commencent à être opprimés par sa funeste influence, et de restituer au sang sa mobilité naturelle. La nature nous a indiqué les moyens qui peuvent nous faire atteindre ce but; elle emploie toutes ses forces pour expulser l'ennemi par les sécrétions abdominales; nous devons donc seconder ses opérations; nous devons même, quand un danger imminent menace la vie du malade, la contraindre à redoubler d'efforts, en ajoutant au poison de la maladie un second poison, qui est l'émétique, afin qu'en luttant contre l'un et l'autre de ces poisons, elle parvienne à chasser l'ennemi principal au moyen des trois grandes issues, et en tenant le versoir très-haut, répandre avec vitesse, et en grande quantité, de l'eau froide à la glace, d'abord sur la nuque, puis sur toute l'étendue de l'épine, enfin sur la poitrine du malade, jusqu'à ce qu'on vienne à bout d'éveiller ses esprits,

qui sont la sécrétion gastro-intestinale, la sécrétion biliaire, et la sécrétion cutanée, que l'énergique effet de l'émétique ouvre ou l'une après l'autre, ou toutes les trois en même temps. C'est en employant l'émétique d'une manière conforme à ce grand but, que le docteur Wenezki, maintenant membre de la direction médicale de Riæsan, a obtenu d'abord en 1830, et puis en 1831, un succès complet dans le traitement de cette maladie. Il fut engagé à essayer ce remède, tant par des vues théoriques que par la pratique populaire, qui réussit souvent à guérir des attaques de choléra moins dangereuses, en faisant vomir les malades, et en leur donnant pour cet effet du lait chaud mêlé de miel, et même de la bouse de vache desséchée et pulvérisée. Il s'est servi de préférence de l'ipécacuanha, de la manière que nous venons de le conseiller. J'ai exposé tout le détail de ses observations, tel qu'il a bien voulu me le communiquer verbalement et par écrit, dans l'ouvrage étendu que j'ai mis sous presse. « Des quatre cents malades, dit-il, que j'ai traités d'après cette méthode, je n'en connais guère qui aient succombé à raison de l'impuissance du remède; tous, sans exception, ont été guéris du choléra, nonobstant la négligence, l'opiniâtreté et la grossièreté du peuple russe; aucun n'a péri, excepté ceux qui semblaient condamnés à la mort par leur grand âge ou leur infirmité. La plupart ont été rendus à leurs travaux dès le second ou le troisième jour de l'attaque; et ceux qui n'étaient affectés que de vomissement et de diarrhée, sans éprouver beaucoup de symptômes menaçans, ont pu y retourner trois ou quatre heures après l'effet du vomitif. » Un rapport officiel du vice-gouverneur de Tambof, dont j'ai donné la substance dans mon ouvrage, s'accorde entièrement avec ce que nous avançons; mais notre principal appui est basé sur une théorie exacte de la maladie, c'est-à-dire sur tout l'ensemble des faits, que son secours naturel et les expériences médicales qui ont eu lieu jusqu'à présent nous ont fait connaître. Les dernières expériences, faites avec l'émétique et couronnées d'un succès également heureux, sont celles du professeur Reich et de quelques autres médecins de Berlin. Un si grand nombre de preuves irréfragables ne permet plus sans doute d'opposer à l'usage de l'émétique, dans les cas les plus dangereux, des raisons qui ne se fondent que sur des préjugés ou des opinions arbitraires, il permet encore moins de donner pour excuse de la mort des malades gravement attaqués l'assertion « que ces cas sont hors de la compétence de la médecine. »

et qu'il demande lui-même qu'on finisse; ou bien, s'il a déjà l'émétique, jusqu'à ce qu'il commence à vomir. Alors il faut promptement l'essuyer, poser sur lui des couvertures de laine, et frotter avec célérité et avec constance ses extrémités, l'épine du dos et la poitrine, avec de la flanelle sèche ou imbibée d'huile, de saindoux ou de suif. Lorsque le vomissement s'établit, on peut discontinuer le frottement, et se guider ensuite d'après les règles indiqués dans le § 6. Mais il ne faut pas croire achever la guérison par l'usage seul de l'affusion de l'eau froide; nous ne la recommandons que comme un excellent, et même comme le plus puissant cordial dans tous les cas où les forces vitales sont tout-à-fait abattues par l'effet du poison contagieux. Aussitôt que la réaction vitale est rétablie par l'affusion, on doit avoir recours à l'émétique, qu'il faut employer, sans aucun délai, de la manière indiquée dans le paragraphe précédent[1].

Traitemens des cas moins dangereux.

8. Si le vomissement et la diarrhée continuent avec facilité, et si la faiblesse, l'angoisse, l'inquiétude, le froid des extrémités du malade ne sont pas très-grands, si son pouls se fait encore sentir, et s'il est jeune et vigoureux, on peut se contenter de lui *faire boire de l'eau tiède, froide ou chaude*, selon la méthode des anciens et de Sydenham, afin d'aider la nature dans l'évacuation des matières qu'elle rejette. Mais il faut que le malade boive, vomisse et

[1] Nous sommes redevables de ce grand moyen de salut au peuple persan, qui l'emploie constamment dans tous les cas graves du choléra contagieux, et au docteur Seidlitz, à Saint-Pétersbourg, qui s'en est servi à l'hôpital de la marine dans cent quatorze cas *désespérés*, dont soixante-six ont été sauvés par l'action d'une pompe à feu, qui lançait, avec une force de vingt pieds de hauteur, deux cents livres par minute d'une eau refroidie par des monceaux de glace.

purge abondamment. Si enfin la bile se montre dans les matières rejetées par l'une ou l'autre voie, le principal de la cure est opéré; et pour compléter la guérison l'on ne doit qu'entretenir, pendant un jour au plus, l'évacuation de la bile par le purgatif du séné et du sulfate de magnésie, ou par l'huile de ricin. Cependant, si, après que le malade a cessé de vomir, les nausées se renouvellent, il faut se hâter d'assister la nature qui travaille à se débarrasser de la bile par en haut, en administrant promptement un vomitif. Un seul scrupule d'ipécacuanha suffira pour lors [1].

Traitemens des cas légers sans vomissement.

9. Si le malade n'a ni vomissement ni nausées, mais seulement une diarrhée de matières aqueuses, accompagnée de faiblesse, spasmes, froid des extrémités, faiblesse du pouls, etc.; et si ces symptômes

[1] L'utilité de l'eau froide, que la nature exige si impérieusement dans cette maladie, a été démontrée par le traitement du docteur Sieck, à Moscou, en 1830. Il a fait boire à ses malades, pendant tout le temps de leur maladie, de l'eau froide à la glace, ou du kvass ou du kislii-chtchi, boisson acidule, habituelle aux Russes, lorsque le malade préférait cette boisson à l'eau simple; et, excepté les bains de vapeurs, il n'a fait usage d'aucun autre remède, tant que le vomissement n'avait point cessé. Dans l'hôpital d'une fabrique, où les malades étaient traités et surveillés dès le commencement de l'attaque, la même méthode a eu tant de succès, que de dix-huit malades il n'y a eu que deux morts; mais dans un hôpital public il y eut dix-neuf morts sur quarante malades, traités d'après cette méthode; des cas fort graves, ou qui auraient été négligés dès le commencement, exigeaient des moyens plus efficaces. L'utilité d'une eau très-chaude, bue en grande quantité, a été éprouvée dans l'armée de Pologne; et le succès que le docteur Kennedy a obtenu par ce moyen a été mentionné plus haut. Mais je ne puis répéter assez que dans tout cas grave il ne suffit pas de seconder les efforts de la nature pour évacuer les sécrétions aqueuses du canal alimentaire, qu'il est indispensable de la porter en outre, et de la forcer à effectuer une évacuation bilieuse, qui est le second moyen principal de guérison, mis en usage par la nature même, lorsqu'elle n'est pas contrariée dans ses opérations salutaires, ou lorsqu'elle conserve assez d'activité dans la seconde période de la maladie, et après que ses premières opérations ont

n'ont pas duré long-temps, l'usage seul du laxatif précité peut opérer un entier rétablissement; mais on doit continuer à le prendre jusqu'à ce que la bile paraisse dans les déjections, et jusqu'à ce que tout mauvais symptôme ait entièrement disparu. Mais, dès que le malade ressent des maux de cœur, dès qu'il lui vient envie de vomir, il ne faut pas tarder de satisfaire au besoin d'une évacuation plus prompte, et avoir aussitôt recours au vomitif. Aussi ne doit-on pas se contenter du laxatif, si le malade n'en est pas promptement soulagé. Aucune attaque de choléra n'est à négliger; la moindre même peut en peu d'instans devenir très-dangereuse [1].

La nature et le traitement du choléra chaud.

10. Il n'existe point de différence essentielle entre le chaud et le froid choléra. L'accès froid, si le malade en réchappe, est ordinairement suivi d'une chaleur plus ou moins forte, le pouls devient fé-

duré quelque temps, pour qu'on puisse encore se servir de ce moyen. C'est pour cela que l'apparition de la bile dans les évacuations est si généralement regardée comme un signe favorable dans cette maladie. Mais on ne doit point abandonner entièrement cette évacuation à la nature; il faut au contraire la provoquer et l'entretenir, jusqu'à ce que la santé se trouve parfaitement remise. C'est alors seulement que le malade jouira d'une prompte convalescence, tandis qu'en négligeant l'évacuation de la bile, et plus encore en l'empêchant par des diaphorétiques, on s'expose à ce que le malade ne meure dans la seconde époque chaude de la maladie, qu'il ne tombe dans une fièvre syphoïde presque intraitable, que son cerveau ne soit attaqué, ou du moins qu'il ne fasse une maladie longue et très-pénible, et que ses forces ne se réparent que fort lentement.

[1] La grande utilité des purgatifs hépatiques est constatée principalement par les expériences de MM. Henderson et Forsyth. M. Henderson n'a perdu aucun de ses malades en ne leur donnant, dès le commencement, que de l'huile de ricin à la dose d'une once et demie la première fois, et ensuite d'une once seulement chaque vingt minutes, jusqu'à ce que ce laxatif ait commencé à produire son effet, en occasionant des déjections bilieuses, jaunes ou noires et floconneuses; ce qui a eu lieu de une à trois heures après la première dose, et après que le malade a eu pris de quatre jusqu'à dix, et une fois même dix-huit onces de l'huile. Les rapports de MM. Henderson et Forsyth sont parfaitement

brile, le visage rouge, la tête embarrassée; quelquefois le délire, et même la frénésie surviennent; mais plus souvent le malade tombe dans l'assoupissement, avec des yeux à demi ouverts et renversés; et des symptômes d'inflammation du bas-ventre surviennent souvent pendant cette période. Le vomissement et la diarrhée aqueuse vont toujours leur train, mais avec moins de vivacité qu'au commencement et durant la période froide : si l'on ne procure pas au malade une décharge abondante et continue de bile, il meurt le cinquième ou septième jour, avec des symptômes de suffocation ou de cerveau attaqué.

La même chose arrive par le choléra chaud, que nous pouvons considérer comme la seconde période du choléra froid complet. L'accès ne s'est pas établi, parce que la nature a réagi, à ce qu'il paraît, en se-

d'accord sur le succès de cette méthode. Les mauvais symptômes avaient commencé à diminuer même avant que les déjections artificielles eussent paru, c'est-à-dire dès que l'effet du remède sur les voies biliaires eût commencé. La guérison fut toujours accomplie par des laxatifs légers. Dans l'intention d'empêcher le vomissement, M. Henderson prit encore la précaution d'empêcher les malades de faire aucun mouvement, jusqu'à ce que le remède eût fait son effet. Cette mesure, quoique prise dans un but erroné, ne contribue pas peu au rétablissement des malades, parce qu'un repos absolu convient beaucoup, et même est fort nécessaire aux opérations salutaires par lesquelles la nature expulse la cause morbifique, et rétablit l'état normal du sang, qui, tandis que les parties sont en mouvement, doit s'y porter, pour entretenir leur action, et se soustraire ainsi à sa réparation. M. Henderson assure n'avoir perdu que deux malades, qui, attaqués depuis vingt-quatre heures, déjà se trouvaient à l'agonie lorsqu'ils commencèrent à prendre le remède. M. Forsyth, qui a perdu onze malades sur soixante-quatorze, attribue aussi la mort de quelques-uns d'eux à leur état désespéré, et celle des autres au manque d'exactitude dans le traitement. L'utilité des purgatifs hépatiques résulte aussi des observations de MM. Kinnis, Searle, Campbell et Wilson ; mais il n'y a pas de doute que dans les cas très-graves on ne peut se fier aux purgatifs, et qu'on doit nécessairement avoir recours à l'émétique.

cret contre le virus contagieux, effectuant insensiblement par la transpiration et par d'autres actions salutaires ce qu'elle effectue dans le paroxisme froid par le vomissement et la diarrhée; elle eût continué à éliminer ainsi le poison morbifique, si une cause quelconque n'avait contrarié, ou arrêté ses opérations salutaires. C'est par l'effet de cette cause que la maladie se déclare au point même où le travail de la nature se trouve interrompu; dans certains cas la nature est obligée d'avoir encore recours aux évacuations aqueuses, qui, cependant, ne sont jamais aussi fréquentes ni aussi copieuses que dans le choléra froid; dans d'autres cas on n'aperçoit que des efforts sensibles pour évacuer la bile. Mais tous les cas de choléra chaud, c'est-à-dire toute attaque où les extrémités conservent leur chaleur naturelle et le pouls sa force et sa vitesse, sont très-faciles à guérir, si on a soin de faire couler la bile au moyen du laxatif indiqué, ou, en cas que le malade ait envie de vomir, au moyen d'un seul scrupule d'ipécacuanha; et si l'on entretient cette évacuation au moyen du laxatif, jusqu'à l'entière cessation de tout symptôme maladif, la santé se rétablit rapidement.

Du traitement par la saignée.

11. Aux évacuations naturelles, dont la nature se sert pour rejeter le virus contagieux, on peut substituer les évacuations sanguines par la *saignée* et par les *sangsues*. Quand on saigne un malade dans la première, ou dans la seconde, ou la troisième heure de l'attaque, on voit d'abord un sang noir et visqueux, qui coule avec difficulté, mais qui peu à peu devient plus naturel, plus rouge, et plus liquide; à mesure qu'il coule, le malade se ranime toujours de plus en plus; et quelquefois une saignée de 30 ou 40 onces enlève subitement le mal, comme si tout le virus venait de s'écouler. Mais cette évacuation artificielle n'a aucun avantage sur les évacuations que la nature même a suscitées; ce n'est au contraire qu'une pratique très-hasardée et fort équivoque. Premièrement, elle ne peut être mise en usage que dans les commencemens de la maladie; plus tard elle ne réussit presque jamais, parce qu'alors le sang ne peut plus couler, et que, si même il coule, il n'en résulte plus aucun avantage pour le malade. En second lieu, elle ne réussit guère qu'avec des hommes pleins de sang, jeunes et vigoureux; et même alors la saignée n'enlève pour l'ordinaire que la première partie de la maladie, celle où la nature se sert d'évacuations aqueuses pour expulser le mal; mais ce qui reste du mal dans le corps rend l'état du malade fort grave et plein de danger. Tous ceux enfin qui n'ont que la juste quantité de sang nécessaire à l'entretien de leur vie, et au combat qu'elle doit livrer au virus contagieux, ne peuvent que succomber lorsqu'on les dépouille de la moindre partie de leur fluide vital. La méthode curative, au contraire, que nous avons indiquée, convient à toutes les constitutions comme à toutes les époques et à toutes les modifications de la maladie. Il s'ensuit qu'on n'a presque jamais de raisons assez valables pour motiver la pratique de la saignée [1].

[1] L'effet de la déplétion sanguine dans cette maladie, constaté principalement par des expériences instructives de M. Annesley et de plusieurs autres médecins anglais de l'Inde, conduit à des conclusions théorétiques fort importantes, auxquelles je viens de faire allusion dans le paragraphe précédent. Je les ai détaillées dans mon ouvrage déjà cité, auquel je renvoie les lecteurs qu'elles intéressent, ne présentant ici que les résultats pratiques qui ont été confirmés partout où l'on a eu recours à ce moyen.

De l'utilité de la magnésie.

12. On peut aussi substituer aux évacuations naturelles la *magnésie*, qui, étant donnée en grande quantité, en diminue la masse et la fréquence, et augmente en même temps leur effet salutaire. C'est le docteur Whitelaw Ainslie qui a fait cette belle découverte à une époque antérieure à la contagion actuelle, dans le choléra endémique de la côte de Coromandel, qui ressemblait cependant au choléra contagieux de notre temps, non seulement par l'identité de ses symptômes, mais aussi par le peu de succès qu'on a obtenu en employant des excitatifs, des calmans, des vésicatoires et des réchauffans extérieurs. Cette dernière circonstance ayant donné au docteur des doutes sur sa théorie, et les matières rejetées par le vomissement lui ayant constamment présenté des signes d'acidité, il eut recours à la magnésie, qu'il donna à la dose de deux gros et demi ou de trois gros avec un peu d'eau tiède, avec tant de succès, qu'il eut rarement occasion de répéter cette dose. Tous les mauvais symptômes cessaient peu à peu; le malade avait encore quelques selles liquides, ou dans d'autres cas des déjections bilieuses et fétides; alors il lui donnait quatre grains de calomel avec de la rhubarbe et un peu de cannelle; et, les intestins étant entièrement évacués, il achevait le traitement par un opiat léger. Ayant guéri de cette manière plusieurs centaines de malades, M. Ainslie regarde la magnésie comme un spécifique absolu contre le choléra. Il est à regretter que ces observations soient restées inconnues aux médecins de l'Inde; leur attention a été cependant dirigée sur ce remède par les gazettes, qui prônèrent l'effet de la magnésie prise avec du lait; et, quoique la plupart d'entre eux se soient méfiés d'un remède si inno-

cent, le rapport de Madras contient pourtant trois cas de cholériques heureusement guéris de cette manière. On a fait prendre un gros de magnésie avec quatre onces de lait, ou la moitié de cette quantité chaque demi-heure; le vomissement et la diarrhée ont bientôt diminué, et les mauvais symptômes ont peu à peu disparu; mais la soif fut considérablement augmentée. Il n'y a donc pas de doute que ce remède ne puisse être utile dans l'espèce contagieuse de cette maladie, aussi bien que dans l'espèce sporadique; et il mérite d'être employé dans les cas moins dangereux, et surtout dans ceux où l'émétique et même le laxatif ne peuvent être employés. Il agit sans doute comme un absorbant puissant, en attirant la matière nuisible que la nature tâche d'éloigner par les sécrétions gastro-intestinales. Toutefois, en se servant de ce remède, on devra s'en tenir aux doses de trois gros, données avec tant de succès par le docteur Ainslie. Mais dans les cas les plus graves, où les forces de la vie sont très-attaquées, il ne convient guère d'en faire l'essai; mais on doit, sans perdre de temps, avoir recours à l'émétique.

13. Ordinairement on peut permettre aux malades de boire tout ce qu'ils exigent; la gravité du danger semble rendre leur instinct si juste qu'ils ne se trompent guère. La plupart demandent une eau froide, qui leur est très-salutaire. S'ils désirent prendre une boisson chaude ou acidule, on ne doit pas la leur refuser. Une infusion de fleurs de tilleul et de menthe leur convient parfaitement bien, de même qu'une limonade au jus de citron ou à la crème de tartre, lorsque la chaleur commence à se

De la boisson.

faire sentir. Mais l'eau froide ou tiède est la meilleure des boissons dans cette maladie.

14. Si l'on exécute avec soin tout ce que nous venons d'indiquer, la pluralité des cas n'offrira aucune difficulté à vaincre, et on pourra appliquer au choléra contagieux de notre temps ce que Celse a dit du choléra des anciens : « Qu'il n'y a point d'autre maladie qui puisse être guérie avec plus de facilité. »

Des remèdes secondaires et auxiliaires.

Nous allons maintenant indiquer les remèdes secondaires, qu'il est parfois convenable d'employer, et dont on est souvent obligé de se servir, lorsque la maladie n'a point été traitée dès le commencement d'après la méthode que nous venons de décrire.

Lorsque des douleurs à la tête, des vertiges, des défaillances, mais surtout lorsque l'assoupissement du malade annoncent que son cerveau est attaqué, il faut lui appliquer à la tête entière des *fomentations* d'eau fraîche saturée de sel commun, ou mieux encore de sel de glauber cristallisé, qui doivent être fréquemment renouvelées. L'éther acétique, qu'on fait tomber goutte par goutte sur la tête du malade, le soulage beaucoup ; mais c'est un remède fort cher, et qu'on peut remplacer par de l'esprit de camphre froid. Dans les cas les plus graves on doit appliquer vingt à trente sangsues depuis la nuque jusqu'aux oreilles.

Si le malade ressent une chaleur ardente au creux de la poitrine et dans la région de l'estomac, on doit appliquer et renouveler sur ces parties les mêmes *fomentations froides*, et tenir en même temps son bas-ventre un peu chaudement. On peut aussi appliquer avec succès des sangsues au creux de la poitrine.

Des douleurs très-fortes dans le bas-ventre exigent l'application d'un *grand sinapisme* sur cet endroit, mais il ne faut pas l'y laisser trop long-temps, afin d'empêcher que des vésicules et des ulcérations ne s'y forment.

Des *spasmes douloureux* peuvent être calmés en frottant les membres avec un drap sec ou trempé dans de l'huile pure ou camphrée. Ces *frictions* font, dans tous les cas, beaucoup de bien au malade, qu'il ait des spasmes ou non, parce qu'elles contribuent à remettre le sang en mouvement.

Lorsque le malade a une sensation de froid aux pieds et aux mains, il faut tâcher de les réchauffer par ces frictions, par des cruches ou bouteilles qu'on y applique remplies d'eau bouillante, et par de bonnes couvertures. Mais quand il se plaint, au contraire, d'une chaleur brûlante sous la peau, quand il lui est désagréable de tenir ses extrémités sous les draps, alors on doit seulement les éponger avec de l'esprit de camphre ou avec du vinaigre [1].

Le *hoquet*, les *points de côté*, les nausées, la sensation d'un poids qui pèse sur la région de l'estomac et du foie, exigent impérieusement la répétition de l'émétique.

On ne doit point tâcher de remédier avec des fortifians ou cordiaux à la *faiblesse* qui survient à la suite du vomissement; elle cesse d'elle-même, lors-

[1] Les échauffans extérieurs, tels que les bains d'eau chaude ou de vapeurs, qu'on a si généralement employés dans cette maladie, sont d'une utilité très-bornée dans le choléra parfait, et en s'en tenant à la méthode curative que nous venons de décrire, on peut s'en passer presque dans tous les cas; ce qui est fort important, les bains chauds faisant parfois un tort considérable au malade.

que, par l'usage continué du purgatif, le malade est débarrassé d'une quantité suffisante de bile [1].

Il faut éviter et défendre aux malades toute sorte de mouvement pendant le cours de leur maladie; et dès que quelqu'un se sent attaqué, son premier soin doit être d'éviter toute espèce d'effort physique ou moral, et de se livrer à un parfait repos dans un lit chaud et dans un appartement bien fermé.

Le renouvellement de l'air autour des malades est aussi d'une grande importance, non seulement à cause de leur bien-être et de leur rétablissement, qui devient par là plus sûr et plus prompt, mais aussi à cause de la santé de ceux qui les soignent.

Les *convalescens* doivent prendre un bon vieux vin, délayé avec de l'eau, et une nourriture légère. Il est plus sûr pour eux de ne pas satisfaire la *première* envie de manger qu'ils éprouvent, qui n'est souvent qu'un faux appétit.

Un conseil important.

15. Chacun doit se préparer à être dans cette maladie son propre médecin, pharmacien et garde-ma-

[1] Je sens bien que cet aphorisme, de même que le précédent, seront mis en doute par beaucoup de praticiens. Mais je puis assurer que, dans le grand nombre de cas que j'ai observés et examinés avec soin, ces mauvais symptômes ne se sont jamais offerts quand durant la seconde période chaude de la maladie la nature a été suffisamment aidée dans l'évacuation de la bile, tandis qu'ils se présentaient fort souvent quand cette fonction avait été négligée ou contrariée par des diaphorétiques et des cordiaux. Or, je supplie le praticien, qui, sans rechercher les causes au loin, ne voit dans le hoquet qu'une affection nerveuse, et dans la faiblesse qu'un manque de forces, et qui reconnaîtra bientôt que les antispasmodiques et les fortifians ne font cesser ni l'un ni l'autre, je le prie, dis-je, d'éprouver si les symptômes mentionnés ci-dessus n'annoncent pas le besoin d'une évacuation bilieuse, en la produisant, en cas de hoquet, de points de côté, etc., par l'émétique, et, en cas de faiblesse, par un purgatif hépatique; et je suis sûr qu'il me remerciera pour cet avis.

lade. Elle attaque ordinairement tant de monde à la fois, que les médecins ne sauraient suffire à tous ceux qui exigent leurs soins; il peut se faire aussi qu'on tombe malade en route, dans un endroit étranger, ou bien dans sa propre maison, mais à minuit, et qu'on se trouve isolé de tout le monde; et la marche de cette maladie est si rapide, qu'un secours qui arrive un peu tard ne peut plus rien effectuer. Il est donc indispensable que chacun connaisse les symptômes de la maladie et les remèdes qu'elle exige; et ces remèdes il faut qu'il les ait toujours à sa portée, afin qu'en cas de besoin il puisse s'aider soi-même et secourir son prochain. Les Persans plaçaient des réservoirs remplis d'eau à côté des rues et des chemins, afin de pouvoir partout prêter secours aux malades par des affusions froides; et les Anglais déposaient, dans les maisons de la police, dans les auberges et chez les propriétaires de l'Hindoustan, les remèdes qu'ils avaient jugés être convenables à cette maladie, afin qu'en cas de besoin chacun fût en état d'y avoir recours.

Les sept articles suivans composent toute la pharmacie qu'on doit avoir à sa portée :

1. Vingt ou trente poudres d'ipécacuanha, de 40 grains chacune.

2. Une douzaine de paquets de séné, d'une demi-once chacun.

3. Autant de paquets de sulfate de magnésie ou de sel amer, d'une once chacun.

4. Quelques paquets de magnésie, d'un gros chacun.

5. Quelques poudres de rhubarbe, de 20 grains chacune.

6. Une bouteille d'esprit de camphre, composé

d'une once de camphre dissous dans une bouteille d'esprit très-fort.

7. De la menthe poivrée, des fleurs de tilleul, des fleurs de sureau.

Afin d'avoir une provision suffisante pour tous les différens traitemens que l'on peut employer avec succès, et que nous avons détaillés, on peut encore ajouter à ces sept articles une bouteille d'huile de ricin et une livre de carbonate de magnésie.

Des préservatifs.

16. Nous n'avons que peu de mots à dire sur les *mesures de sûreté* qu'il convient de prendre pour éviter la contagion de cette maladie. Si l'axiome de Celse est une fois généralement reconnu, savoir : que cette maladie est une de celles qui sont les plus faciles à guérir, on dira peut-être que cela ne vaut pas la peine de prendre des mesures de sûreté contre elle.

La principale *mesure que chacun doit prendre*, c'est de conserver avec soin sa santé, qui est un préservatif peut-être toujours suffisant pour nous garantir de cette contagion, sur laquelle la force vitale non détériorée exerce un grand ascendant. Satisfaire aux besoins du corps en temps convenable, être modéré en toutes choses, éviter tout ce qui nuit à la santé, et principalement l'humidité et le froid, le mauvais air, les nourritures indigestes, les mauvaises passions, la fatigue, conserver son cœur dans la joie en mettant toute sa confiance en Dieu : voilà les principaux moyens qui contribuent à conserver la santé. On ne doit point négliger de faire, auprès du lit des malades, des *fumigations* de vinaigre, d'acide nitrique, muriatique ou de chlore. Chacun devrait porter sur soi un ou plusieurs *sachets de chlore*, afin de se désinfecter après tout contact suspect. Mais personne n'est assez maître de soi-même et des circonstances pour pouvoir se préserver de toutes les attaques que ce virus caché dirige sur nous à chaque instant. Il sera donc prudent d'avoir toujours sur soi le remède qui peut nous mettre en état de repousser toute attaque imprévue. Nous avons vu que l'émétique est ce remède, et il l'est aussi dans beaucoup d'autres infections. Il faut donc toujours en avoir dans sa poche, et s'en servir aussitôt qu'on sent les premiers symptômes de la maladie. En 1814, le docteur Richter, qui se trouvait alors à Torgau, a donné le même conseil à tous ceux qui devaient s'exposer à la contagion de la fièvre qui ravageait alors l'Europe, et aucun de ceux qui ont suivi ce conseil n'est tombé malade.

Des mesures publiques contre cette contagion.

17. Les *mesures publiques* qu'il serait convenable de prendre pour prévenir cette contagion, en passant d'un endroit où d'un pays infecté dans un autre qui ne l'est pas encore, sont fort simples et peu onéreuses. On n'a nullement besoin de soumettre les voyageurs qui arrivent d'un endroit éloigné à une quarantaine de plusieurs jours. Le poison du choléra ne reste pas long-temps caché dans le corps de l'homme; il agit promptement ou il est promptement rejeté hors du corps par les sécrétions naturelles; et celui qui, en partant d'un endroit infecté, emporte avec lui le germe de la maladie, en est ordinairement attaqué le lendemain ou le surlendemain de son départ, vu que les incommodités du voyage, et les privations auxquelles un voyageur est exposé, sont très-favorables aux effets de ce poison. Je pense donc qu'un voyageur qui, depuis son départ d'un endroit infecté, a été trois ou quatre jours en route, ne doit pas être re-

tenu à la quarantaine plus long-temps qu'il ne faut pour désinfecter la surface de son corps, ses habits et ses autres effets. Les voyageurs qui n'ont été en route qu'un seul jour ou encore moins doivent se soumettre à une quarantaine de trois ou quatre jours; excepté cependant ceux qui ont la diarrhée, et qui ne devraient être élargis qu'après s'être entièrement débarrassés de cette incommodité, qui se change quelquefois en un choléra complet.

Tous les voyageurs qui arrivent à la quarantaine doivent se baigner, ou inonder d'eau toute la surface de leur corps; tous leurs habits et tous leurs effets doivent être ou lavés, ou aérés, ou exposés à une fumigation d'acide muriatique, ou d'acide sulfureux, ou de chlore. Quant au bétail, il doit être soumis aux mêmes lois que les hommes, vu que les animaux sont aussi susceptibles de cette contagion.

Les marchandises venant des magasins, des fabriques ou des ateliers, ne doivent être soumises à aucun procédé de purification, parce qu'il n'y a aucune probabilité qu'elles aient pu être infectées. Mais tous les objets qui peuvent avoir servi à l'usage des malades ou avoir été près d'eux, principalement la monnaie, les billets de banque, les lettres et autres papiers, les habits, ustensiles, meubles, etc., doivent être soigneusement purifiés par le lavage, les fumigations ou par l'air.

Si ces mesures ne peuvent être exécutées avec exactitude, il vaut mieux n'en prendre aucune.

Si le choléra a pénétré dans une petite ville ou un village, il n'est pas déraisonnable de séparer les premiers malades du reste de la population, en cernant leurs maisons. Malgré cela, si la contagion se propage et éclate dans d'autres maisons, il faut renoncer à l'espoir de pouvoir l'arrêter par cette mesure. Dans les grandes villes, la contagion éclate ordinairement dans plusieurs endroits à la fois, et il paraît tout-à-fait inutile et impraticable de séparer même les premiers malades. Arracher les malades de leurs maisons pour les déposer dans des hôpitaux est une violence qui ne peut qu'être punie par une propagation encore plus forte de la contagion. Mais ramasser les mendians dans des dépôts, fournir aux pauvres des vivres, des habillemens, des lits, des quartiers et du feu, distribuer parmi toutes les classes des instructions sur les moyens de préservation et de guérison, engager et solder un grand nombre de personnes capables de soigner les malades et de leur administrer des remèdes, afficher les noms et les habitations de ces personnes aux coins des rues, établir des dépôts de remèdes dans chaque rue, et distribuer ces remèdes à tous ceux qui les désirent, sans exiger de paiement, établir en outre des asiles pour les malades qui ne peuvent pas être soignés dans leurs propres maisons, ce sont des bienfaits qui, en conservant la vie de ceux qui sont déjà attaqués de la maladie, contribuent le plus à mettre les autres hors de ses atteintes ; ainsi que nous l'avons éprouvé à Moscou en 1830, où la sagesse des magistrats et l'esprit de charité des habitans a mis en pratique la plupart de ces moyens.

L'Auteur prie MM. les Libraires et les Éditeurs de journaux de contribuer à donner à cet écrit la plus grande publicité, en le réimprimant et en le traduisant en différentes langues, mais sans rien retrancher du texte même des paragraphes.